Thomas.

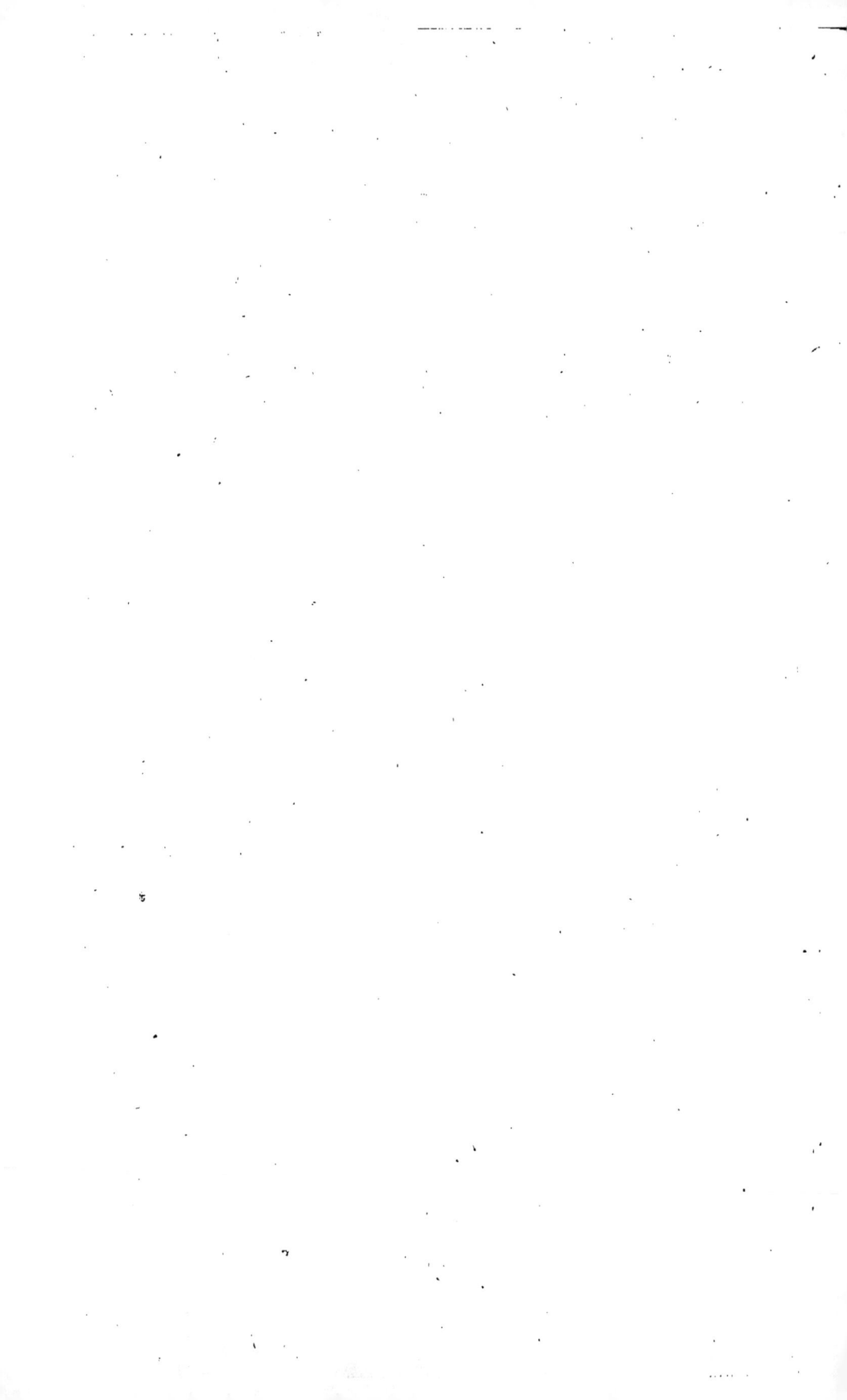

Td $\frac{128}{87}$

T1660.
O.K.b.

RECHERCHES

SUR

LE PANARIS.

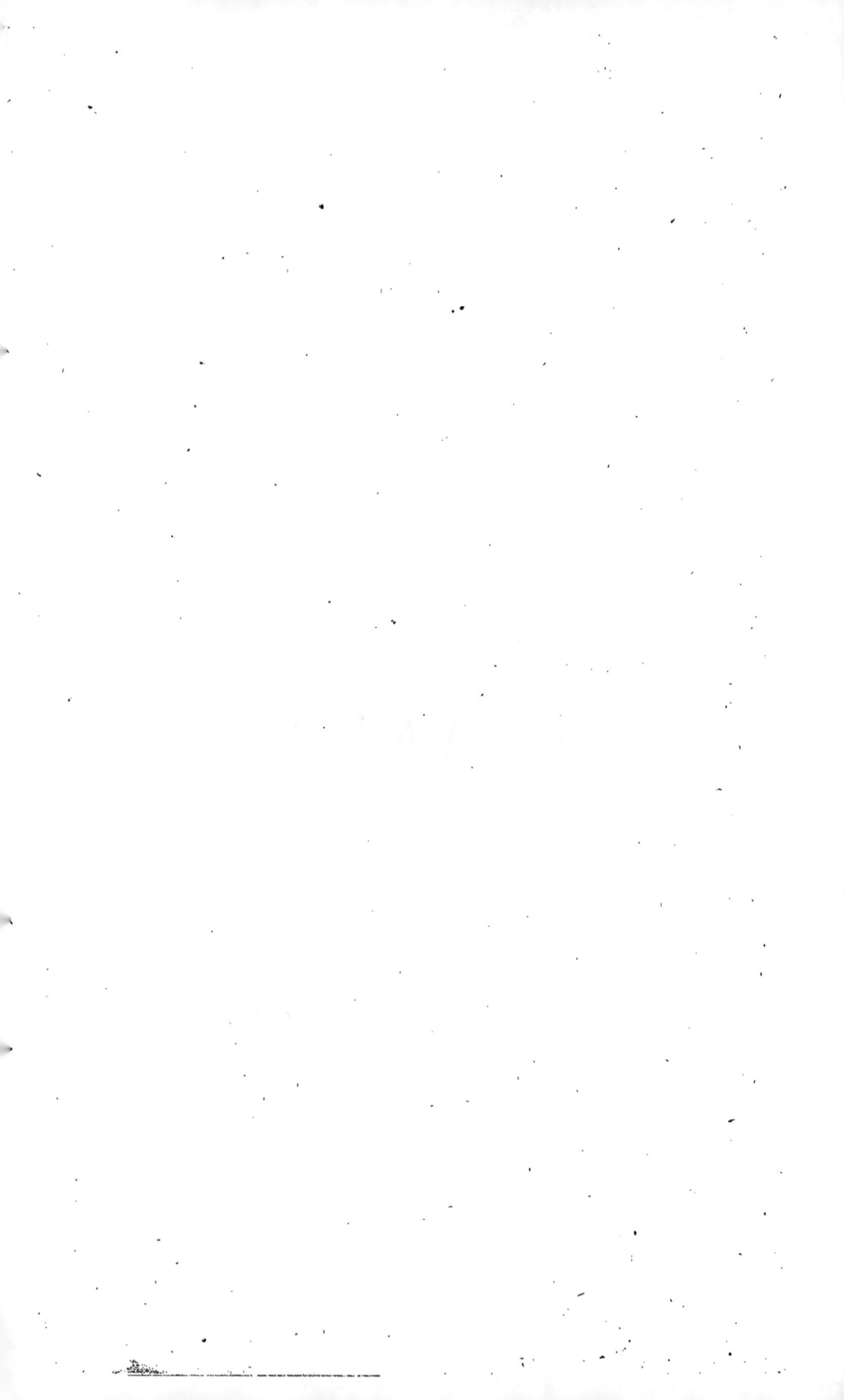

RECHERCHES

SUR

LE PANARIS;

PAR LE DOCTEUR P. F. THOMAS,

EX-CHIRURGIEN ENTRETENU DE LA MARINE FRANÇAISE, SECRÉ-
TAIRE-GÉNÉRAL DE LA SOCIÉTÉ MÉDICALE DE LA NOUVELLE-
ORLÉANS, CHIRURGIEN-MAJOR DU 3me. RÉGIMENT DE MILICE DE
L'ÉTAT DE LA LOUISIANE; MEMBRE CORRESPONDANT DES SOCIÉTÉS
DE MÉDECINE DE NEW-YORCK, BORDEAUX, TOULOUSE, MARSEILLE,
LYON, TOURS; DES SOCIÉTÉS DES SCIENCES, ARTS, LETTRES, ETC.,
DE DIJON, ORLÉANS ET NANTES.

✳

Quæ medicamenta non sanant, ferrum sanat.

✳

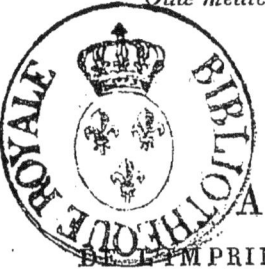

A BORDEAUX,

DE L'IMPRIMERIE DE LAWALLE JEUNE,
ALLÉES DE TOURNY, N°. 20.

1827.

INTRODUCTION.

L𝙴 panaris est une affection redoutable par les douleurs intolérables auxquelles les individus qui l'éprouvent sont en proie, et par les accidens très-graves, susceptibles quelquefois d'occasionner la mort, dont il est souvent accompagné, lorsqu'il n'a pas été traité d'une manière convenable ; il forme le sujet de plusieurs dissertations, et il est décrit par des auteurs célèbres. Mais les uns et les autres, quoiqu'en ayant fait connaître tout le danger, ne me paraissent pas avoir généralement réussi à fixer sur lui l'attention des praticiens, comme il le mérite, en raison de sa gravité et de sa fréquence dans certains endroits.

D'un autre côté, je n'ai trouvé nulle part dans les ouvrages venus à ma connaissance qui traitent du panaris, qu'il eût reçu jusqu'à présent la dénomination qui lui convient, parmi les tumeurs inflammatoires ; et c'est ce qui m'a déterminé à publier les recherches que j'ai faites à cet égard, auxquelles les circonstances où je me suis trouvé placé m'ont permis de joindre, comme on le verra, une expérience assez étendue, dont j'ai moi-même fourni quatre fois le sujet.

Le panaris, d'après les auteurs en général, n'est qu'un phlegmon des doigts, dont les douleurs ne sont plus intenses qu'ailleurs, qu'eu égard à la structure et à la vive sensibilité de la pean de ces parties (1).

Beaucoup en distinguent plusieurs espèces : ainsi, Lafaye, Ledran, David et l'Académie de chirurgie, en admettent quatre ; Astruc et Camper deux ; Heister trois ; Callisen cinq ; Sauvages en a porté le nombre à sept ; et M. F. Imbert, dans son Traité des tumeurs, en admet jusqu'à huit espèces *distinctes*.

Il est évident que la plupart de ces auteurs, ainsi que l'observe judicieuse-

(1) Voyez Nosographie chirurgicale de M. le professeur Richerand, Dictionnaire des Sciences médicales, etc.

ment M. Richerand, ont regardé à tort les divers degrés d'intensité de l'inflammation, comme constituant autant d'espèces différentes ; mais doit-on malgré cela conclure, avec ce savant professeur, qu'il n'en existe qu'une seule, dont les variétés apparentes ne proviennent que de la plus ou moins grande extension de l'inflammation ?

J'ose différer d'opinion avec lui à cet égard, et je pense, avec Astruc et Camper, qu'il en existe deux espèces bien caractérisées (1), et dont les distinctions, quant à la marche, à l'intensité des douleurs, au siége de la maladie, à ses

(1) Mais en les caractérisant différemment, comme on va voir.

résultats et à son traitement, sont on ne peut plus marquées, et constituent même, selon moi, deux affections très-différentes l'une de l'autre.

Or, établir ces deux espèces, exposer les symptômes qui les différencient, et le traitement le mieux approprié à chacune d'elles, forment le but que je me suis proposé, et auquel je vais faire tous mes efforts pour atteindre ; regrettant que mes faibles moyens ne me permettent pas de donner à un sujet aussi important tous les développemens qu'il mérite. Trop heureux encore, si je réussis à faire passer dans l'esprit des médecins qui me liront, une partie de la conviction dont je suis pénétré, relativement au caractère et à la

qualification qui, à mon avis, leur con-
viennent !

Je diviserai ces recherches en trois
chapitres , dont le premier contiendra la
description et les causes des deux espèces de panaris ; le deuxième , les preuves
qui établissent l'identité existante entre
la seconde espèce et le furoncle, et le
troisième le traitement.

RECHERCHES

SUR

LE PANARIS.

~~~~~~

CHAPITRE PREMIER.

Description et causes des deux espèces de panaris.

ESPÈCE PREMIÈRE.

Cette espèce est celle que la plupart des auteurs appellent tourniole, et à laquelle on doit donner spécialement le nom de panaris, comme je le prouverai plus loin; la tumeur qui la constitue étant toujours située aux environs de l'ongle, et en occasionnant même fréquemment la chute.

Elle a son siége entre l'épiderme et le derme, commence d'ordinaire au coin de l'ongle, dont elle fait ensuite le tour, détermine une phlictène plus ou moins étendue, analogue à celles provenant de l'application des vésicatoires, qui, ouverte avec des ciseaux ou une lancette, donne lieu à l'écoulement d'une matière séro-purulente, et n'affecte nullement le derme, qu'on trouve constamment intact au-dessous d'elle.

Les douleurs sont habituellement médiocres, et cessent après l'ouverture de la phlictène.

ESPÈCE SECONDE.

C'est celle-ci sur-tout qui mérite, par sa gravité et les accidens qui peuvent l'accompagner, de fixer particulièrement l'attention des gens de l'art, et d'être étudiée avec tous les détails convenables.

Elle commence par un léger prurit dans le point affecté du doigt malade, tantôt à son sommet, tantôt au milieu, d'autres fois à sa base, mais presque constamment à la face palmaire, ou sur le côté. Bientôt la douleur se développe, avec une sensation analogue à celle qu'on éprouve lorsqu'une épine est fixée dans la peau, ce qui même peut occasionner des méprises.

Peu après, les souffrances augmentent

avec rapidité, et deviennent de plus en plus intenses. La tension du doigt malade est extrême, un sentiment de brûlure, assez semblable à celui qu'on ressentirait s'il était placé sur des charbons ardens, y existe continuellement, des battemens isochrones à ceux du pouls s'y font sentir....... C'est alors que les douleurs deviennent tellement atroces, qu'elles méritent le nom barbare de *pertérébrantes*, inventé par Astruc pour les exprimer.

Tous ces symptômes ont lieu d'ordinaire dans les 24 ou 36 premières heures, à dater de l'invasion du mal, et si on n'y apporte pas remède par les moyens que j'indiquerai plus bas, leur augmentation continue encore; la fièvre se manifeste avec plus ou moins de violence selon les sujets; les souffrances s'étendent le long de l'avant-bras, du bras, et jusque sous l'aisselle, avec gonflement et rougeur de ces parties; les glandes de l'aisselle se tuméfient et s'abcèdent; quelquefois même des dépôts se forment jusque sur le côté correspondant de la poitrine; le délire survient, et la mort termine la scène.

Ces accidens formidables résultent évi-
demment de deux causes distinctes : 1°. la
compression forte et prolongée des nerfs si
éminemment sensibles qui président au tou-
cher ; 2°. le déplacement du pus , qui ne
pouvant presque jamais se faire jour à travers
la peau très-résistante et très-épaisse de ces
parties, se porte en dedans, où il rencontre
bien moins de difficultés à vaincre; pénètre
dans les gaînes tendineuses et les articula-
tions , détruit souvent les ligamens de ces
dernières; fuse ensuite sous l'aponevrose palmaire, dans les interstices tendineuses et musculaires de l'avant-bras, du bras, etc., etc.;
détermine de l'inflammation , du gonflement et de la douleur dans les lieux qu'il
parcourt, et enfin des dépôts, ainsi que je
l'ai dit ci-dessus.

Les auteurs ont admis comme une des
principales causes du panaris , une piqûre
au doigt qui en est le siége. (1). Cela peut
bien être pour ceux de la première espèce,
et c'est mon opinion ; mais je puis assurer

(1) Voyez les ouvrages déjà cités , l'article *panaris* du
Dictionnaire de l'Encyclopédie méthodique , etc.

avoir très-souvent vu ceux de la seconde
se manifester sans elle , et entr'autres
circonstances à bord de la corvette française l'*Olivier,* dont j'étais chirurgien-major,
lors de la campagne qu'elle fit dans l'année
1817 à l'île de Terre-Neuve, où, pendant
une station d'environ quatre mois (de Mai
à Septembre), près de la moitié de l'équi-
page , composé de cent vingt hommes , en
fut affecté , sans que la plupart des individus atteints pussent assigner aucune cause
au mal , qui chez tous se développa spon-
tanément , et fut guéri sans accidens (ex-
cepté un mousse qui perdit la phalange
unguinale , pour n'être venu au poste que
le cinquième jour, craignant le coup de
bistouri) par l'incision profonde , pratiquée
dès l'invasion , comme je le détaillerai plus
bas.

Quatre fois déjà , ainsi que je l'ai dit ,
j'ai été affecté de cette espèce de panaris ;
la première en 1810 , et la deuxième en
1812 , à Rochefort ; les deux autres ici , en
1819 , pendant ma convalescence de la
fièvre jaune, dont je fus atteint cette année
là , et en 1825. J'affirme que jamais aucune

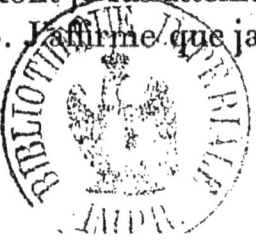

2

piqûre ne les occasionna, et qu'ils furent
de la nature la plus grave, comme MM.
les docteurs Tuffet, premier médecin en
chef actuel de la marine, et Lalanne, deuxième médecin *idem* à Rochefort, Lacroix
et Labatut à la Nouvelle-Orléans, peuvent en rendre témoignage (1).

Je pourrais accumuler beaucoup d'autres cas de ma pratique ici, où j'ai eu ce
genre de panaris à traiter, sans qu'il pro-
vint non plus de la cause désignée ci-dessus;
mais je crois en avoir suffisamment dit à
cet égard, pour démontrer l'erreur de ceux

(1) La première fois que je fus affecté de ce panaris,
j'étais depuis peu de temps élève à l'Ecole de médecine
du port de Rochefort; on le traita d'après les anciennes
idées, d'attendre en grande partie la maturité de l'abcès
pour en faire l'ouverture. Qu'en résulta-t-il? que ma
main, mon avant-bras et mon bras, furent tuméfiés pro-
digieusement, avec des douleurs inouïes et une fièvre
presque continuelle; la guérison n'eut lieu qu'après environ *trois mois* de souffrances, et j'en conserve pour la
vie une difformité au pouce droit, qui fut le siège de la
maladie.

Les trois autres fois, l'incision fut pratiquée de bonne
heure et à ma demande. Eh bien! les doigts affectés furent
guéris dans moins d'une semaine, et il ne m'en reste que
la cicatrice linéaire du coup de bistouri à chacun d'eux.

qui la regardent comme la plus fréquente.

Considérant cette espèce de panaris comme un furoncle des doigts, ainsi que je tâcherai de le prouver ci-après, je crois qu'il provient presque toujours de cause interne, et que toutes celles susceptibles d'occasionner les furoncles situés ailleurs, principalement l'embarras gastrique et d'autres affections humorales bilieuses, peuvent également le déterminer.

Il est en effet fréquent dans les lieux où les fièvres dites bilieuses sont endémiques et généralement graves, comme les endroits humides et marécageux. Aussi l'observe-t-on souvent à Rochefort et à la Nouvelle-Orléans, villes qui, par leur situation, réunissent au plus haut degré ces deux conditions.

Sa grande fréquence également à l'île de Terre-Neuve, où il revêt un caractère d'intensité tel, que la mort en est quelquefois le résultat (1), ne doit être attribuée.

(1) Lorsque la corvette l'*Olivier,* dont j'ai parlé, arriva dans la baie du Croc, station française de cette île, au mois de Juin 1817, nous y trouvâmes plusieurs bâtimens

qu'à l'excès d'humidité qui y existe sans cesse ; lequel est entretenu principalement par les brouillards épais qu'on y observe à-peu-près continuellement, ainsi que le savent tous ceux qui ont voyagé dans ces parages ; et non aux piqûres que se font les pêcheurs de morue.

Dans ces différens lieux, les furoncles sont aussi très-communs, de même que les autres tumeurs inflammatoires ayant la gangrène pour résultat, comme l'anthrax et la pustule maligne, qu'on voit si souvent régner à la Nouvelle-Orléans, etc., etc.

marchands, qui étaient allés à la pêche de la morue ; les capitaines nous dirent qu'ils avaient beaucoup de matelots affectés du panaris, et que même il en était mort *trois* de cette maladie depuis leur arrivée !................ Je suis convaincu que ce funeste résultat n'eût pas eu lieu, si les chirurgiens de ces bâtimens n'avaient pas suivi l'ancienne routine, *d'attendre la maturité de l'abcès* pour l'ouvrir ; précepte très-rationnel sans doute pour le phlegmon en général, mais on ne peut plus dangereux à suivre, comme on le sait, quand on veut l'appliquer au panaris.

CHAPITRE II.

Preuves de l'identité qui existe entre la deuxième espèce de panaris et le furoncle.

Déjà, dans le chapitre précédent, nous venons de voir que cette espèce se développe sous l'influence des mêmes causes qui déterminent les furoncles, ce qui établit d'abord une similitude entr'eux; maintenant j'ajouterai qu'ainsi que ces derniers, il commence dans le tissu cellulaire; mais en raison de la petite quantité de ce tissu dont les doigts sont pourvus, il est bien plutôt formé que les furoncles des autres parties du corps. En outre, le peu d'extensibilité et l'épaisseur de la peau dans ces endroits, jointes au grand nombre de nerfs qui s'y ramifient à l'infini, contribuent pour beaucoup aux douleurs excessives qu'on y éprouve, et aux difficultés presque toujours insurmontables qui empêchent le pus de se porter à la périphérie; ce qui occasionne son déplacement en dedans, comme je l'ai dit, et les accidens divers dont j'ai donné une description détaillée...........

On ne peut non plus révoquer en doute qu'il y a *constamment* dans cette affection une portion du tissu cellulaire frappé de gangrène, ce qui constitue un véritable bourbillon, en tout semblable à celui des autres furoncles. Ce bourbillon se présente à l'ouverture de la petite plaie, peu de jours après l'incision, et la guérison n'a lieu que lorsqu'il est sorti; ce qui établit, selon moi, plus que toute autre chose, une parfaite identité entre ces deux maladies (1).

D'après cela, je crois inutile de m'étendre davantage pour prouver plus victorieusement ce que j'ai voulu démontrer

---

(1) J'affirme avoir *présque toujours* rencontré le bourbillon dans le panaris qui nous occupe, et ne puis qu'être très-surpris que les auteurs qui en traitent (ceux du moins dont j'ai eu connaissance) n'en parlent pas. Je crois même que c'est à ce défaut d'attention de leur part que je dois d'être le premier qui l'ait considéré comme un furoncle, car j'avoue que ce fut ce qui d'abord m'en donna l'idée.

dans ce chapitre, et j'aime à me persua-
der que cette espèce ne sera plus confon-
due désormais avec les phlegmons proprement dits, qui en diffèrent à tant de titres.

J'ose en conséquence proposer de réser-
ver le nom de panaris à la première espèce,
qui réunit toutes les conditions nécessaires
pour cela, puisque le mot panaris, en latin
panaritium ou *paronchia*, vient de deux
mots grecs qui signifient *auprès de l'ongle*,
et de donner à la deuxième espèce, celui de
furoncle des doigts.

Parfois aussi, comme j'en ai vu plusieurs
exemples, il existe une complication des
deux espèces au même doigt; alors, c'est
une affection mixte, à laquelle on peut
donner le nom de *panaris furonculeux*,
de la même manière qu'on nomme la complication de l'érysipèle avec le phlegmon,
érysipèle phlegmoneux.

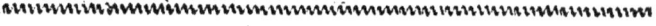

CHAPITRE III.

Traitement.

Le traitement de la première espèce, ou panaris proprement dit, consiste à ouvrir la phlictène aussitôt qu'elle est formée, au moyen des ciseaux ou d'une lancette ; et s'il existe beaucoup de gonflement et de douleur, ce qui a rarement lieu, à employer des cataplasmes émolliens jusqu'à ce que ces symptômes soient dissipés. On enlève ensuite les portions détachées d'épiderme et l'ongle, qui d'ordinaire vient sans résistance ; car autrement il faut attendre qu'il se détache de lui-même, et on met sur le derme dénudé un onguent simple, tel que le basilicum ou même le cérat, étendu sur du linge fin.

La guérison est complète au bout de peu de jours, et un nouvel ongle ne tarde pas à remplacer l'autre.

Quant au traitement de la seconde espèce, il peut être divisé en *abortif* et en *curatif*.

Si l'on est appelé dès l'invasion du mal, lorsque l'individu affecté n'éprouve encore que la sensation d'une épine entrée dans le doigt, ou que les douleurs intenses n'ont commencé que depuis très-peu de temps, on peut espérer d'arrêter tout-à-coup ses progrès, de le faire avorter, en un mot, en employant diverses méthodes conseillées par les auteurs, et dont les principales consistent à envelopper le doigt et la main dans une forte dissolution d'opium sans cesse renouvelée, dans la glace pilée, l'eau très-froide, l'eau végéto-minérale, etc., etc. Si le sujet est jeune et vigoureux, les saignées générales seconderont parfaitement ces moyens; mais il en est un sur-tout que je crois alors beaucoup plus susceptible que tous les précédens déjà indiqués, de réussir dans plusieurs cas. C'est l'application de deux ou trois sangsues sur le lieu même où a commencé l'inflammation.

Quand, malgré ces moyens ou autres analogues, le mal continue à faire des progrès, ce qui arrive malheureusement le plus

souvent, il est inutile de persister dans leur
emploi trop prolongé, et on doit en venir
au traitement curatif indiqué ci-après, *que
je regarde comme seul capable de guérir
dans toutes les circonstances, et sans
craindre de difformité ni d'accidens graves ultérieurs,* pourvu qu'il soit employé à
temps, c'est-à-dire dans les 24, 36 ou 48
premières heures au plus, à dater de
l'invasion de la maladie.

Ce traitement consiste, ainsi que le disent
MM. les professeurs Richerand, Boyer et
beaucoup d'autres, à inciser ou à cautériser
profondément dans le lieu même où existe
l'inflammation, sans attendre le dévelop-
pement ou la maturité de l'abcès ; ce qui
exposerait le malade, comme je l'ai démon-
tré par les raisons que j'en ai données, à
éprouver les plus graves accidens, dépendans
du déplacement de la matière purulente.

Quant à moi, je préfère l'incision à la
cautérisation, en ce qu'elle est beaucoup
plus prompte; et je me permets de le dire,
malgré l'opinion contraire de Fabre et de
Foubert, beaucoup plus sûre, lorsqu'elle
est faite d'une manière convenable.

D'abord je suis intimement persuadé que le dépôt est *toujours formé* quand les douleurs sont parvenues depuis plusieurs heures à un haut degré d'intensité ; mais comme il commence dans le tissu cellulaire, il est profondément situé. Il faut donc que le bistouri soit enfoncé jusque-là, et ne pas craindre de faire une trop grande ouverture qui facilite le dégorgement de la partic et l'écoulement du pus. Pour que l'incision soit bien faite, on doit tenir le bistouri comme pour couper devant soi ; la pratiquer dans le sens de la longueur du doigt, en faisant pénétrer l'instrument jusqu'au foyer de l'abcès, et ne la terminer que lorsqu'une goutte de pus se présente à l'ouverture : c'est le procédé que j'ai constamment suivi dans ma pratique.

En agissant ainsi on évite facilement la lésion des tendons et des principales artères, et on est assuré de la réussite sans être obligé d'agrandir encore l'incision en introduisant une sonde canelée, comme quelques-uns le font, ce qui occasionne inutilement des douleurs *inouies* aux malheureux malades.

Aussitôt après l'incision, dont la longueur est habituellement de six à neuf li-
gnes, la main est plongée dans un bain
tiède, et doit y rester environ une heure,
pendant laquelle le sang sort assez abon-
damment avec une petite quantité de matière purulente; ce qui détermine un dégorgement considérable et la cessation souvent totale de la douleur. En sortant du
bain, la plaie, le doigt, et la main si elle
participe au gonflement, sont recouverts
d'un cataplasme émollient; on continue
matin et soir ce pansement les jours sui-
vans, en le faisant précéder d'un bain tiède
de la main, comme nous l'avons prescrit
ci-dessus. Ces moyens suffisent, dans la
plupart des cas, pour opérer la guérison,
qui ne se fait guère attendre plus d'une
semaine.

Il convient néanmoins dans les derniers
jours, lorsque le gonflement est entière-
ment dissipé, de substituer au cataplasme
un onguent simple sur la petite plaie; par
ce moyen, infiniment moins gênant pour
le malade, la cicatrisation n'est nullement
retardée; car elle ne peut avoir lieu qu'a-

près la sortie du bourbillon, lequel est parfois assez tenace.

En procédant de cette manière, on sera,
je le répète, assuré de la guérison sans
difformité, ni autres accidens quelconques.
Alors on n'aura plus à craindre l'exfoliation
des tendons, on ne sera plus dans la néces-
sité d'ouvrir les gaînes tendineuses des
doigts, etc., et nous n'aurons plus la douleur de voir des infortunés mutilés, ou
perdre la vie même, par les suites de cette
espèce de panaris, qu'on ne redoutera désormais qu'eu égard aux souffrances qu'il
occasionne; mais dont la durée encore ne
se prolongera pas au-delà de l'incision,
pourvu que celle-ci soit pratiquée comme
elle doit l'être et sans timidité.

Au moment où je terminais ce travail
(20 Octobre 1826), le docteur *Gros*, mon
honorable confrère et ami, à la Nouvelle-
Orléans, m'apprend qu'un individu nommé
Ludeling vient de mourir dans un des
faubourgs de cette ville, au dixième jour
d'un de ces panaris, dont il a obstinément
refusé de permettre l'ouverture au com-
mencement, sous prétexte *qu'il n'était pas*

mûr, quoique M. Gros lui eût fait envisa= ger tout le danger de son obstination.

L'inflammation a été tellement violente, qu'elle a déterminé la gangrène (caracté- risée par de larges phlictènes et des es- carres au doigt et à la main simultanément affectés) dès le cinquième jour, et ce fut le lendemain seulement qu'il envoya de nouveau appeler le docteur Gros, lequel fit aussitôt, mais hélas! trop tard, de grandes incisions au doigt et à la main, qui donnèrent issue à une quantité consi- dérable de pus ichoreux, provenant des interstices musculaires de l'avant-bras et du bras, où il avait fusé, en occasionnant une forte tuméfaction de ces parties.

Cet homme, à la vérité, était de plus en proie à une gastro-entérite chronique grave; mais M. Gros dit qu'elle était loin d'être parvenue au point de déterminer la mort, qui, à son avis, est bien due au panaris.

A cette occasion, j'ajouterai que le pré- jugé d'attendre la maturité de l'abcès pour consentir à se laisser ouvrir un panaris, est malheureusement encore si extraordinairement enraciné parmi le peuple, dans ce pays, qu'ainsi qu'on vient de le voir, nous ne pouvons pas toujours obtenir qu'il nous soit permis d'en pratiquer l'ouverture en temps opportun; ce qui fait qu'il n'est pas très-rare d'y rencontrer des infortunés privés d'un bras, ou mutilés de toute autre manière, par suite de cette affection.

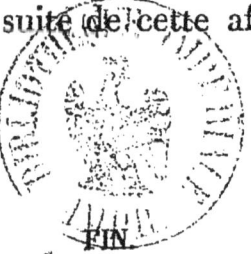

FIN.

www.ingramcontent.com/pod-product-compliance
Lightning Source LLC
Chambersburg PA
CBHW071434200326
41520CB00014B/3677